BEI GRIN MACHT SICH IHR WISSEN BEZAHLT

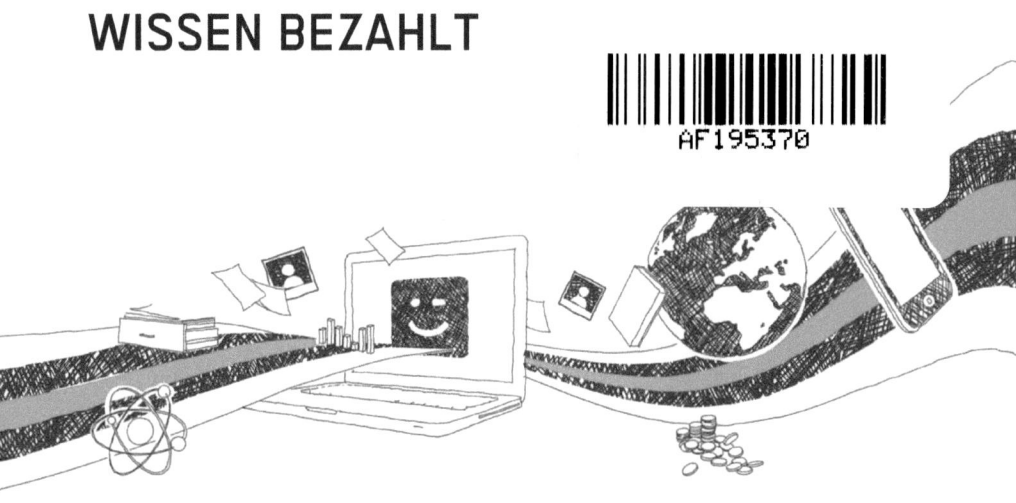

- Wir veröffentlichen Ihre Hausarbeit, Bachelor- und Masterarbeit
- Ihr eigenes eBook und Buch - weltweit in allen wichtigen Shops
- Verdienen Sie an jedem Verkauf

Jetzt bei www.GRIN.com hochladen und kostenlos publizieren

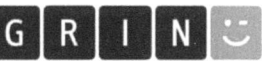

Sven-David Müller

Rheuma natürlich behandeln

Rheuma durch Kneipp und andere Maßnahmen der Naturheilkunde behandeln

Bibliografische Information der Deutschen Nationalbibliothek:

Die Deutsche Bibliothek verzeichnet diese Publikation in der Deutschen Nationalbibliografie; detaillierte bibliografische Daten sind im Internet über http://dnb.d-nb.de/ abrufbar.

Dieses Werk sowie alle darin enthaltenen einzelnen Beiträge und Abbildungen sind urheberrechtlich geschützt. Jede Verwertung, die nicht ausdrücklich vom Urheberrechtsschutz zugelassen ist, bedarf der vorherigen Zustimmung des Verlages. Das gilt insbesondere für Vervielfältigungen, Bearbeitungen, Übersetzungen, Mikroverfilmungen, Auswertungen durch Datenbanken und für die Einspeicherung und Verarbeitung in elektronische Systeme. Alle Rechte, auch die des auszugsweisen Nachdrucks, der fotomechanischen Wiedergabe (einschließlich Mikrokopie) sowie der Auswertung durch Datenbanken oder ähnliche Einrichtungen, vorbehalten.

Impressum:

Copyright © 2012 GRIN Verlag GmbH
Druck und Bindung: Books on Demand GmbH, Norderstedt Germany
ISBN: 978-3-656-24499-8

Dieses Buch bei GRIN:

http://www.grin.com/de/e-book/197807/rheuma-natuerlich-behandeln

GRIN - Your knowledge has value

Der GRIN Verlag publiziert seit 1998 wissenschaftliche Arbeiten von Studenten, Hochschullehrern und anderen Akademikern als eBook und gedrucktes Buch. Die Verlagswebsite www.grin.com ist die ideale Plattform zur Veröffentlichung von Hausarbeiten, Abschlussarbeiten, wissenschaftlichen Aufsätzen, Dissertationen und Fachbüchern.

Besuchen Sie uns im Internet:

http://www.grin.com/

http://www.facebook.com/grincom

http://www.twitter.com/grin_com

Kneipp-Pfarrer Sebastian Kneipp, der auch der Ernährungstherapie bei Rheuma sehr zugewandt war, sagte einmal: „Der Rheumatismus ist wahrlich der ewige Judas unter den Krankheiten!"

Ernährungstherapie bei Erkrankungen des rheumatischen Formenkreises

Von Sven-David Müller, M.Sc., Diätologe

Rheuma gehört zu den schmerzhaftesten und belastendsten Volkskrankheiten überhaupt. Und hunderttausende sind davon betroffen. Immer wieder wird behauptet, dass Rheuma nicht durch Ernährungstherapie zu beeinflussen ist. Andererseits sprießen Empfehlungen für Rheumadiäten aus dem Boden. Was davon zu halten und was sagt die rheumatologische Forschung dazu? Wissenschaftliche Studien und Untersuchungen beweisen eindeutig, dass es eine Rheuma-Diät gibt und dass die Einhaltung von ernährungstherapeutischen Maßnahmen die Symptome der rheumatoiden Arthritis vermindert. Die moderne Ernährungswissenschaft und Ernährungsmedizin konnte in einer Vielzahl von Studien nachweisen, dass die Ernährung einen bedeutenden Faktor in der Rheumatherapie darstellt. Leider profitieren heute noch viel zu wenig Menschen von den Möglichkeiten, die die Ernährungstherapie bei Erkrankungen des sogenannten rheumatischen Formenkreises bietet.

Schon Hippokrates wusste um die Effekte der Ernährung und setze bei Rheumapatienten auf diätetische Maßnahmen. »Lasst Eure Nahrungsmittel Eure Heilmittel sein und Eure Heilmittel Eure Nahrungsmittel!« sagte der griechische Arzt Hippokrates vor über 2400 Jahren. In den letzten Jahrzehnten jedoch wurde in den Industrienationen ein stetiger Anstieg chronischer nicht übertragbarer ernährungs(mit)bedingter Krankheiten festgestellt. Auch Erkrankungen des rheumatischen Formenkreises können durch diätetische Maßnahmen (mit-)therapiert werden. Die Ernährungstherapie hat einen bedeutenden Stellenwert in der adjuvanten Therapie einiger Erkrankungen des rheumatischen Formenkreises. Insbesondere Rheumaformen, die auf dem Boden entzündlicher Reaktionen entstehen, sind der Ernährungstherapie zugänglich. Die Ernährung ist für die Aufrechterhaltung bzw. Wiederherstellung der Funktionen des menschlichen Organismus unerlässlich. Bei einer Vielzahl von Erkrankungen spielt die Ernährungsweise eine wichtige Rolle in der Erkrankungsentstehung und/oder der Erkrankungsbehandlung. Bei den entzündlichen Erkrankungen des rheumatischen Formenkreises kommt der Ernährungstherapie eine immer größer werdende Bedeutung zu. Eine arachidonsäurearme Kost, die reichlich Omega-3-Fettsäuren beispielsweise aus Fischölen enthält, wirkt ebenso wie der Mineralstoff Zink und das Vitamin E antientzündlich und ist damit ein wichtiger Bestandteil einer effektiven Rheumatherapie. Kneipp-Pfarrer Sebastian Kneipp, der auch der Ernährungstherapie bei Rheuma sehr zugewandt war, sagte einmal: „Der Rheumatismus ist wahrlich der ewige Judas unter den Krankheiten".

Krankheiten des Bewegungsapparates – entzündlicher wie auch degenerativer Natur – stellen für die Praxis des Arztes 10 bis 15 Prozent der zu versorgenden Patienten dar. Dabei wird der Anteil der entzündlichen-rheumatologischen Erkrankungen – Rheumatoide Arthritis – in der Bundesrepublik Deutschland mit rund 2,5 bis 3 Prozent der Bevölkerung veranschlagt. Diese Zahlen verdeutlichen nicht nur die Notwendigkeit einer aktuellen Information für Betroffene und Interessierte über die Vorbeugung, Diagnostik und Therapie der entzündlichen sowie degenerativen Erkrankungen des Bewegungsapparates sondern widerspiegeln ebenso die gesundheitlichpolitische Relevanz dieser Krankheitsgruppe. Definiert man die rheumatischen Erkrankungen als Zustände, die mit Schmerzen und Funktionseinschränkungen am

Bewegungsapparat einhergehen, so sind Krankheiten der peripheren Gelenke von denen des Stammskeletts sowie der Weichteile abzugrenzen. Menschen, die unter rheumatoider Arthritis leiden, profitieren von einer entzündungshemmenden Ernährungstherapie, wie sie in diesem Buch beschrieben wird. Diese Kost ist arm an entzündungsförderlicher Arachidonsäure und reich an Omega-3-Fettsäuren, die entzündliche Reaktionen herabsetzen. Mindestens 800.000 Menschen in Deutschland leiden unter rheumatoider Arthritis. Degenerative Gelenkerkrankungen (Arthrosen) sind durch einen vom Knorpel ausgehenden, fortschreitenden Zerstörungsprozess gekennzeichnet. In der Ernährungstherapie profitieren Arthrosebetroffene von einer gesunden, ausgewogenen Kost, die Übergewicht abbaut oder vermeidet. Im übrigen profitieren die Arthrotiker angesichts der Häufigkeit und pathogenetischen Bedeutung entzündlicher Komplikationen (arthrtitifizierter Arthrose) von einer Kostgestaltung nach gleichen Gesichtspunkten wie bei rheumatoider Arthritis.

Rheumatologische Erkrankungen:
Ätiologie: unbekannt (immunologische Mechanismen)
Klinik: Schmerz, Schwellung, Rötung, Überwärmung

Mit Rheuma (von griech. rheo „ich fließe") bezeichnet der Rheumatologe ganz allgemein Beschwerden und Krankheiten am Stütz- und Bewegungsapparat mit fließenden, reißenden und ziehenden Schmerzen. Diese gehen oftmals mit funktioneller Einschränkung einher. Die medizinisch korrekte Bezeichnung für Rheuma ist „Krankheiten des rheumatischen Formenkreises". Die traditionellen Begriffe Rheuma und Rheumatismus wurden erstmals im „Liber de Rheumatismo et Pleuritide dorsali" von französischen Arzt Guillaume de Baillou (1538-1616) verwendet. Die von Ärzten verwendete „Internationalen Klassifikation der Krankheiten des Muskel-Skelett-Systems und des Bindegewebes" unterscheidet 200 bis 400 einzelne Krankheiten, die sich im Beschwerdebild, Verlauf und Prognose deutlich unterscheiden. Daher sind die Erkrankungen des rheumatischen Formenkreises kaum zu überblicken und schwierig zu diagnostizieren. Es ist tatsächlich so, dass „Was man nicht erklären kann, sieht man gern als Rheuma an." Für viele Patienten und Ärzte gilt. Die Rheumaforschung ist noch lange nicht abgeschlossen. Etwa jeder 10. Erwachsene in Deutschland leidet unter den Symptomen von Erkrankungen des rheumatischen Formenkreises. Als Rheuma bezeichnet man im Volksmund Krankheiten mit Schmerzen in den Bewegungsorganen (Gelenke, Wirbelsäule oder Muskulatur). Erkrankungen des rheumatischen Formenkreises gibt es in zahlreichen, unterschiedlichen Ausprägungen. Rheuma ist eine Sammelbezeichnung für mehr als 100 unterschiedliche Erkrankungen. Allen ist der Schmerz der Bewegungsorgane und eine eingeschränkte Beweglichkeit der Gelenke gemein. Zudem kommt es zu Schwellung und unter Umständen zum teilweisen oder vollständigen Funktionsverlust der betroffenen Körperregionen. Die den Erkrankungen des rheumatischen Formenkreises zugrundeliegenden immunologischen Mechanismen sind nur unzureichend bekannt und Bestandteil der medizinisch wissenschaftlichen Forschung. Neben erblichen Faktoren, die sowohl bei den entzündlichen als auch den degenerativen rheumatischen Erkrankungen als wesentliche Rolle spielen, gelten bakterielle Infektionen, Streß sowie chemikalische und physikalische Einwirkungen als wichtigste Auslöser. Für die entzündlichen Reaktionen, die bei entzündlichen rheumatischen Erkrankungen auftreten, sind die sogenannten Eicosanoide und Zytokine als Vermittler der Entzündung (= Entzündungsmediatoren) wesentlich mitverantwortlich. Erkrankungen des rheumatischen Formenkreises sind einer Ernährungstherapie zugänglich.

Die verschiedenen rheumatischen Erkrankungen sind von der Häufigkeit in der deutschen Bevölkerung wie folgt verteilt:

Arthritis/Arthrosen (Verschleißerkrankungen des Gelenkknorpels)	5 Millionen Betroffene
Weichteil-Rheumatismus (meist ist die Muskulatur betroffen)	1,6 Millionen Betroffene
Chronische Polyarthris (Entzündungen in mehreren Gelenken)	1 Million Betroffene
Morbus Bechterew (Versteifung der Wirbelsäule)	800 Tausend Betroffene

„Schulmedizinische Therapie"
Die medikamentöse Therapie erfolgt in erster Linie auf die Beschwerden bezogen. Die am häufigsten eingesetzten antirheumatischen Medikamente, die nichtsteoridalen Antirheumatika, Cortison und Basistherapeutika richten sich vorrangig gegen die Entzündung. Die nichtsteoridalen Antirheumatika wirken zusätzlich unterschiedlich stark gegen den Rheumaschmerz. Nachteil dieser Medikamente stellen die relativ häufig auftretenden unerwünschten Wirkungen (Nebenwirkungen) teils schwerwiegender Natur dar sowie Kontraindikationen, die den Einsatz bei Patienten verbieten. Die medikamentöse Rheumatherapie ist hochwirksam aber auch reich an Nebenwirkungen. Die Ernährungstherapie ist wirksam und ohne Nebenwirkungen. Natürlich kann die in diesem Buch beschriebene Ernährungstherapie eine klassische Rheumatherapie nicht ersetzen aber sehr wirkungsvoll ergänzen. Die Ernährungstherapie kann den Bedarf herabsetzen und die Effektivität von Rheuma-Medikamenten erhöhen.

Klassische Rheumatherapie
- Medikamente (cortisonfreie Entzündungshemmer (NSAR) und Cortison)
- Krankengymnastik
- Physikalische Therapie (z. B. Wärme, Kälte, Massagen)
- Ergotherapie (z. B. Gelenkschutztraining)
- Chirurgische Maßnahmen (z. B. Korrekturoperationen)
- Psychologische Maßnahmen (z. B. Entspannungstechniken)
- Rheumadiät

Mehr als nur eine Behauptung: Es gibt eine Rheumadiät!
Leider profitieren heute noch viel zu wenig Menschen von den Möglichkeiten, die die Ernährungstherapie bei Erkrankungen des sogenannten rheumatischen Formenkreises bietet. Bereits dem griechische Arzt Hippokrates (460 bis 377 v. Chr.) und dem großen deutschen Mediziner Paracelsus (1493 bis 1541) war Rheumatismus und dessen Behandlung bekannt. Die Ernährungstherapie ist inzwischen durch wissenschaftliche Studien belegt und trotzdem gehört sie bei vielen Medizinern noch nicht zur Standardtherapie. Rheumatische Erkrankungen sind der Oberbegriff einer Vielzahl verschiedener Erkrankungen. Ihr gemeinsames Hauptmerkmal ist der Lokalisationsort das Stütz- und Bindegewebe des Bewegungsapparates. Von den rheumatischen Veränderungen sind der Bewegungsapparat mit seinen Gelenken, Muskeln, Sehnen und Bändern, aber auch Erkrankungen des Bindegewebes, betroffen. Der Begriff Rheumatismus kommt aus dem Griechischen und bedeutet fließen, strömen. Es ist die veraltete, ungenaue Bezeichnung für die verschiedensten Erkrankungen des rheumatischen Formenkreises, die mit fließenden, reißenden und ziehenden Schmerzen am Bewegungsapparat einhergehen. Ein Viertel der Bevölkerung in Deutschland – also rund 20 Millionen Menschen – leidet an Gelenkbeschwerden. Typische Anzeichen dafür sind Schmerzen und Steifheit in Muskeln, Gelenken oder Wirbelsäule, geschwollene Gelenke und Gliedmaßen, Entzündungen der Sehnen, Sehnenscheiden und Schleimbeutel. Nur die entzündlichen rheumatischen Erkrankungen wie die chronische Polyarthritis sind einer

sinnvollen und wissenschaftlich begründeten Ernährungstherapie zugänglich. Erst in jüngster Zeit zeigen wissenschaftliche Studien, daß nur in tierischen Nahrungsmitteln Stoffe enthalten sind, die die Entzündung der Gelenke fördern. Die Entzündung steht in engem Zusammenhang mit einer erhöhten Belastung des Körpers mit Arachidonsäure. Sie kommt nur in tierischen, fettreichen Nahrungsmitteln vor. Die ersten Hinweise einer Rheumadiät stammen bereits von Hippokrates. Über Jahrzehnte galt in der Rheumatologie: »Es existiert keine Rheumadiätetik«. In den vergangenen Jahren verzeichneten jedoch Ernährungsmediziner eine Vielzahl von positiven Studien, die signifikant nachweisen, dass eine arachidonsäurearme Kost, die reich an Omega-3-Fettsäuren ist, positive Effekte bei den entzündlichen Erkrankungen des rheumatischen Formenkreises aufweist. In einer Rheumadiät werden fettreiche tierische Lebensmittel – Fleisch, Wurst, Käse sowie Milch und Milchprodukte – durch ihre fettarmen Alternativen ausgetauscht, und tierische Fette sowie Butter sollten gemieden werden. Arachidonsäurefrei sind Gemüse, Obst, Hülsenfrüchte, Zucker, Honig, Kartoffeln, Reis, Nudeln, Getreideprodukte sowie pflanzliche Öle und Fette. Rheuma ist sicher keine ernährungsbedingte Krankheit, jedoch profitieren Rheumatiker mit entzündlichen rheumatischen Erkrankungen, wie beispielsweise der chronischen Polyarthritis, von einer rheumagerechten Ernährungsweise. Um messbare antiinflammatorische (...) Effekte erzielen zu können, müssen aufgrund der jetzt vorliegenden Therapiestudien 1-10 Gramm langkettiger Omega-3-Fettsäuen täglich aufgenommen werden. Diese Dosen werden auch mit sehr hohem Fischverzehr nicht erreicht, sodass hier nur der Einsatz von Fischölpräparaten praktikabel erscheint (Zitat: Professor Dr. med. Heinrich Kasper, Ernährungsmediziner von der Universitätsklinik Würzburg aus dem Jahr 2000). Rheuma kann scheinbar auch auf Lebensmittelintoleranzen zurückzuführen sein. Seit Jahrzehnten gibt es Einzelfallberichte über Lebensmittelintoleranzen bei rheumatoider Arthritis. Viele Rheumapatienten fasten zu Beginn der diätetischen Therapie. Fasten hat tatsächlich positive Effekte. Diese sind auch den abnehmenden Arachidonsäurespiegel zurückzuführen. Gleiches gilt für vegane Ernährung, die arachidonsäurefrei ist. Es sollte aber eine proteinreiche Form des Fastens gewählt werden. Diese heißt proteinmodifiziertes Fasten.

Formel der Arachidonsäure

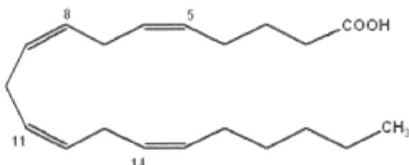

Arachidonsäure fördert Entzündungen und Omega-3-Fettsäuren wirken dagegen Entzündliche Reaktionen werden von so genannten Entzündungsmediatoren übertragen. Je weniger Entzündungsmediatoren gebildet werden, desto besser ist das für Rheumatiker. Mediatoren (»Vermittler«), die für entzündliche rheumatische Erkrankungen von Bedeutung sind, gehören zur Gruppe der Eicosanoide, die über einen oxidativen Prozess aus Arachidonsäure gebildet werden. Daher sollte bei Rheuma die Zufuhr von Arachidonsäure möglichst gering sein. Die durchschnittliche Arachidonsäureaufnahme in Deutschland liegt nach Berechnung des Deutschen Kompetenzzentrum Gesundheitsförderung und Diätetik bei etwa 300 Milligramm pro Tag. Dem steht ein Verbrauch von nur 0,1 Milligramm gegenüber. Sind im Körper genügend Omega-3-Fettsäuren vorhanden, können sie den Stoffwechsel der überschüssigen Arachidonsäure blockieren und so verhindern, dass es zu Entzündungen kommt. Ein verringerter Arachidonsäurespiegel vermindert die Bildung von Entzündungsmediatoren. Arachidonsäure ist ausschließlich in tierischen Lebensmitteln enthalten. Eicosapentaensäure hemmt (kompetitiv) die Umwandlung von Arachidonsäure in Eicosanoide (wie nichtsteoridale Antiphlogistika). Je geringer die Zufuhr von Arachidonsäure, desto deutlicher der Effekt der Omega-3-Fettsäuren. Auch Antioxidantien (inkl. Selen und Zink, die für die Synthese von Enzymen notwendig sind), beeinflussen die die Bildung von Entzündungsmediatoren.

Arachidonsäuregehalt von Lebensmitteln (Quelle: Rheuma-Ampel, Trias Verlag, 2010)

1 Hühnerei	70
Eigelb	297
Butter	83
Schweineschmalz	1700
Kalbsleber	352
Schweineleber	870
Rinderleber	210
Mageres Schweinefleisch	120
Mageres Rindfleisch	70
Mageres Kalbfleisch	53
Gekochter Schinken	50
Geräucherter Schinken	130
Durchwachsener Speck	250
Leberwurst	230
Fleischwurst und Würstchen	120
Salami und Cervelatwurst	100
Hühnerbrust	112
Hühnerkeule	190
Milch, 3,5 % Fett	4
Milch, 1,5 % Fett	2
Milch, 0,3 % Fett	0
Kondensmilch, 7,5 % Fett	8
Saure Sahne, 10 % Fett	11
Schlagsahne, 30 % Fett	32
Buttermilch, 1 % Fett	1
Naturjoghurt, 3,5 % Fett	4
Naturjoghurt, 1,5 % Fett	2
Molke	0
Camembert, 30 % F.i.Tr.	13
Camembert, 45 % F.i.Tr.	22
Camembert, 60 % F.i.Tr.	34
Emmentaler, 45 % F.i.Tr.	28
Tilsiter, 45 % F.i.Tr.	27
Speisequark, 20 % Fett	5
Speisequark, mager	0
Pflanzenöle	0
Pflanzenmargarine	0
Diät- und Halbfettmargarine	0
Gemüse,Hülsenfrüchte, Kartoffeln und Nüsse	0
Reis und eifreie Teigwaren	0
Sojaprodukte	0
Getreide, Mehl, Brot,Brötchen,	

und eifreie Backwaren	0
Obst	0
Wasser, Tee, Kaffee,Obstsaft und Limonade	0
Zucker, Konfitüre, Honig	0

Der Bösewicht Arachidonsäure ist eine vom tierischen und natürlich auch menschlichen Organismus synthetisierte, Omega-6-Fettsäure, die über Kettenverlängerung und biochemische Vorgänge aus der essentiellen Fettsäure Linolsäure aufgebaut wird. Aus Arachidonsäure, die in den Zellwänden gebunden ist, baut unser Organismus Botenstoffe auf, die für Entzündungsreaktionen verantwortlich sind. Der „Ausbau" der Arachidonsäure dauert einige Zeit – daher ist eine arachidonsäurearme Kost auch nicht sofort wirksam. Sie müssen sich mindestens 4 bis 6 Wochen an unsere Empfehlungen halten, bis Sie deutliche Effekte bemerken.

Täglich ausreichend Omega-3-Fettsäuren
Entzündliches Gelenkrheuma macht sich häufig durch quälende Bewegungsschmerzen und morgendliche Gelenksteife bemerkbar. Eine konsequente und dauerhafte Einnahme hoch dosierter Omega-3-Fettsäuren kann eine deutliche Besserung dieser Beschwerden bewirken. Die morgendliche Beweglichkeit wird größer, das Lebensgefühl verbessert sich. Die durchschnittliche Dosierung sollte bei 2 bis 3 Gramm Omega-3-Fettsäuren täglich liegen. Hochwertige Omega-3-Fettsäure-Präparate gibt es in der Apotheke. Angebote aus dem Supermarkt sind in der Regel minderwertiger Qualität und wirken sich nicht positiv auf das Geschehen bei Rheuma aus – im Gegenteil. Um messbare antiinflammatorische (...) Effekte erzielen zu können, müssen aufgrund der jetzt vorliegenden Therapiestudien 1-10 Gramm langkettiger Omega-3-Fettsäuen täglich aufgenommen werden. Diese Dosen werden auch mit sehr hohem Fischverzehr nicht erreicht, sodass hier nur der Einsatz von Fischölpräparaten praktikabel erscheint (Zitat: Heinrich Kasper, Ernährungsmedizin und Diätetik, 2010, Elsevier). Die Dosisempfehlung beträgt 25 bis 35 mg Omega-3-Fettsäuren pro Körperkilogramm Istgewicht (Beispiel: 70 kg schwerer Patient benötigt 1,75 bis 2,45 Gramm Omega-3-Fettsäuren).

Omega-3-Fettsäure

Es kann sein, dass die Therapie 2 bis 3 Wochen konsequent eingehalten werden muss, bis sich die Schmerzen und die Steifigkeit der Gelenke verringern – geben Sie nicht auf! Der Eicosangehalt in Fischen, der naturbedingten Schwankungen unterworfen ist, liegt etwa zwischen 0,4 und 2,6 Gramm pro 100 Gramm Fisch. Um einen therapeutischen Effekt zu erzielen, müssten lebenslang täglich 100 bis 200 Gramm Fettfische verzehrt werden. Daher empfehlen Ernährungsmediziner und Rheumatologen die Einnahme von Omega-3-Fettäsuren über entsprechende Arzneimittel. In Apotheken sind rezeptfrei Medikamente auf Omega-3-

Basis erhältlich. Es besteht die Möglichkeit, dass die Krankenkassen die Kosten für solche Präparate übernehmen. Fisch enthält zwar Arachidonsäure. Die gleichzeitig enthaltenen Eicosane gleichen dies jedoch wieder aus und machen Fisch zum idealen Eiweißlieferanten für Rheumatiker.

Eicosapentaensäuregehalt:		Diese Fettsäure findet sich in
Flussbarsch	0,3 g/kg	größeren Konzentrationen
Kabeljau	0,8 g/kg	Fett von Fischen.
Hecht	0,7 g/kg	
Plötze	0,7 g/kg	Die Eicosapentaensäure
Zander	2,3 g/kg	stammt aus der Nahrungs-
Steinbutt	2,8 g/kg	kette (Vorstufe α-Linolen-
Forelle	2,4 g/kg	säure)
Ostsee-Hering	3,1 g/kg	
Lachs	6,2 g/kg	Farmfische haben fütterungs-
Hering	20,7 g/kg	bedingt weniger ∞-3-FS.

Rheumatiker haben kein Linolsäureproblem. Das wird fälschlich immer wieder berichtet, ist aber grundlegend falsch. Obwohl Linolsäure durch Kettenverlängerung und Desaturierung in Arachidonsäure umgewandelt werden kann, ist ihre Zufuhr bei rheumatoider Arthritis nicht bedenklich, da bei einer Zufuhr > 10 Gramm dieser Prozess kaum abläuft (Linolsäure hemmt δ-6-Desaturase). Ein Ernährungsmärchen ist es auch, dass Rheumatiker kein Schweinefleisch essen dürfen. Sofern das Schweinefleisch fettarm und damit wenig Arachidonsäure enthält, darf es natürlich verzehrt werden. Fettarmes Schweinefleisch ist beispielsweise Schweinefilet. Es enthält nicht mehr Fett als Putenfleisch.

Der Effekt von anderen Nahrungsinhaltsstoffe
Da es sich bei dem Abbau von Arachidonsäure um einen oxidativen Prozess handelt, erscheint die Gabe von Antioxidantien (Selen, Vitamin E, Vitamin C sowie Zink) sinnvoll. Zink ist im Rahmen der »Rheumadiätetik« von besonderer Bedeutung, da es neben seiner antioxidativen Wirkung zudem antientzündliche Effekte aufweist. Organische Zinkverbindungen sind anorganischen Verbindungen hinsichtlich ihrer Bioverfügbarkeit deutlich überlegen. Da die Aminosäure Histidin die Resorption und den Transport von Zink im Organismus entscheidend fördert, sollte Zinkhistidin (beispielsweise Curazink oder Zinkamin-Falk) verabreicht werden. Auch sekundäre Pflanzenstoffe, die in Obst und Gemüse reichlich vorhanden sind, können Entzündungen entgegenwirken. Außerdem wirken sie antioxidativ, können Thrombosen vorbeugen, den Blutzuckerspiegel senken und das Krebsrisiko vermindern. Eine optimale Versorgung mit den Vitaminen A, E und C sowie den Spurenelementen Selen und Zink verringern die Bildung von Entzündungsmediatoren. Die chronische Entzündung erhöht den Bedarf an Antioxidantien. Mit der üblichen Ernährung ist erhöhte Bedarf nicht zu decken. Rheumatiker benötigen in jedem Falle eine gezielte Nahrungergänzung mit entsprechenden Präparaten. Findet diese nicht statt, kann die diätetische Therapie mit Omega-3-Fettsäuren nicht effektiv wirken.
Rheumatiker sollten ein normales Körpergewicht aufweisen

BMI	Beurteilung	Prozentualer Anteil in der Bevölkerung
< 18,5	Untergewicht	2,4 %
18,5 – 24,9	Normalgewicht	49,8 %

BMI	Beurteilung	Prozentualer Anteil in der Bevölkerung
25 – 29,9	Übergewicht Grad I (moderates Übergewicht)	36,2 %
> 30	Übergewicht Grad II (schweres Übergewicht oder Adipositas)	11,5 %

Quelle: Schlieper, CA: Grundfragen der Ernährung. Hamburg 2000.

Fasten als Einstieg in die diätetische Rheumatherapie
Um den Arachidonsäurespiegel zu Beginn der diätetischen Therapie rascher absinken zu lassen, ist es sinnvoll, zu fasten. Aber eine Nulldiät, Heilfasten oder Saftfasten sind nicht angezeigt, da bei diesen Methoden mit verschiedenen, teilweise gefährlichen Nebenwirkungen zu rechnen ist. Viel sinnvoller ist das so genannte proteinmodifizierte Fasten mit Formuladiäten aus der Apotheke oder der Drogerie. Oft reichen schon einige Fastentage aus, um die Schmerzen deutlich zu vermindern und dann in eine Rheumadiät einzusteigen. In jedem Falle sinkt der Arachidonsäurespiegel nach einigen Tagen deutlich ab, so dass weniger entzündungsvermittelnde Substanzen (Entzündungsmediatoren) gebildet werden. Bewährt hat es sich auch, schon während des Fastens Eicosane sowie die bereits oben erwähnten Vitamine, Mineralstoffe und Spurenelemente als Nahrungsergänzung einzunehmen.

Empfohlene Mikronährstoff-/Omega-3-Fettsäuren für Gesunde im Vergleich zu Rheumatikern		
	Gesunde	Rheumatiker
Vitamin A	0,8 bis 1,1 mg	1,8 mg
Vitamin C	100 mg	800 mg
Vitamin E	11 bis 15 mg	400 mg
Eisen	10 bis 15 mg (Frauen)	15 mg (Frauen)
	10 bis 12 mg (Männer)	12 mg (Männer)
Kupfer	1,0 bis 1,5 mg	3,0 mg
Selen	30 bis 70 µg	200 µg
Zink	7 bis 10 mg	30 mg
Omega-3-Fettsäuren	0,5 Energieprozent	25 bis 35 mg pro kg Körpergewicht (bei 75 kg also 1,875 bis 2,625 g)

Quelle: Deutsches Kompetenzzentrum Gesundheitsförderung und Diätetik

Studien beweisen, daß Omega-3-Fettsäuren Rheumatikern helfen
In einer großen wissenschaftlichen Studie wurde Patienten mit entzündlichen Rheumatischen Erkrankungen 2,7 g Eicosapentaensäure und 1,8 g Docosahexaensäure täglich verabreicht. Eine Reihe von klinischen Parametern besserten sich deutlich unter diesen Bedingungen. Insbesondere kann es zu einer besseren Beweglichkeit der von Rheuma befallenen Gelenke und einem Rückgang der morgendlichen Steife in den kleinen Fingergelenken. Gleichzeitig konnten Rückbildung von Entzündungsparametern einschließlich einer Abnahme bestimmter, entzündlicher Gewebsreaktionen begünstigender Leukotriene gemessen werden. In anderen Untersuchungen, die täglich 10 Gramm Fischöl einschlossen, zeigte sich, daß der Bedarf an Medikamenten (insbesondere nicht steroidaler Antiphlogistica = kortisonfreie entzündungshemmende Medikamente) deutlich sank und die Entzündungen zurückgingen. Zu den gebräuchlichsten nicht steroidalen Antiphlogistica gehören Acetylsalicylsäure, Indometacin, Diclofenac und Ibuprofen. Auch Kortison wird als entzündungshemmendes Medikament häufig bei entzündlichen rheumatischen Erkrankungen eingesetzt. Zudem verordnet der Rheumatologe oftmals noch andere Medikamente, die er als Basismedikamente

zusammenfaßt. Dazu gehören Goldpräparate, Methotraxat, Sulfasalazin, Azathioprin, Penicillamin und Chloroquin.

> Merke: Der Verzicht auf arachidonsäurereiche Nahrungsmittel und die reichliche Zufuhr von Omgea-3-Fettsäuren helfen Ihnen weniger Medikamente einnehmen zu müssen.

Sogenannte Rheumadiäten
Es ist sehr bedauerlich, dass es viele unwissenschaftliche sogenannte Rheumadiäten gibt. Das hat auch viele Rheumatologen und Patienten misstrauisch gemacht. Kostformen, die viele Jahre bei entzündlichen rheumatischen Erkrankungen empfohlen wurden und die nicht arachidonsäurearm und reich an hochungesättigten Fettsäuren sind, halten einer klinischen Prüfung nicht stand. Allein die Meidung von Linolsäure hat praktisch keine Effekte. Die in diesem Buch beschriebene Kost ist nach wissenschaftlichen Studien entwickelt und bei vielen Patienten effektiv und dauerhaft angewendet worden. Häufig wurde empfohlen, auf Nahrungsmittel mit Zusatzstoffen wie Konservierungsmittel und Obst, rotes Fleisch, Molkereiprodukte und Gewürze zu verzichten. Eine exakte Studie zeigte eindeutig, daß diese Ernährungsempfehlungen für Rheumatiker wertlos sind.

Nahrungsmittelunverträglichkeiten und Entzündungen
Manche Rheumatiker berichten über eine Verstärkung der Schmerzen nach dem Verzehr von beispielsweise Nüssen, Getreideprodukten, Schweinefleisch oder Milch. Diese Unverträglichkeiten kommen jedoch nicht bei allen Patienten vor, müssen aber ernst genommen werden. In diesen Fällen ist es notwendig, die verantwortlichen Lebensmittel vollständig wegzulassen, um der Entzündung weniger Chancen einzuräumen.

Weiteres zum Fasten
Immer wieder hört und liest man, daß Fasten (Nulldiät) bei entzündlichen Rheumakrankheiten (chronischer Polyarthritis) Besserung bringen soll. Zahlreiche Studien zeigen, daß Fasten Patienten mit chronischer Polyarthritis oft eine überraschende Besserung bringt. Das Fasten wird meist als Nulldiät (ohne Kalorienzufuhr) bei einer täglichen Flüssigkeitszufuhr (kalorienfrei) von mindestens 2,5 Liter durchgeführt. Sinnvoller ist ein proteinmodifiziertes Saftfasten (1-2 Liter Gemüse oder Fruchtsaft + 50 g biologisch hochwertiges Protein aus fettarmem Milchprodukt). Eine Besserung stellt sich in der Regel innerhalb weniger Tage ein. Wird im Anschluß an das Fasten normal gegessen, verschlechtert sich der Zustand. Wird aber im Anschluß an das Fasten eine fettarme vegetarische Ernährung mit Milchprodukten und Fisch eingehalten, bleiben die entzündlichen Prozeße reduziert Ideal ist einfach das sogenannte Proteinmodifizierte Fasten – es sollten aber nur Produkte verwendet werden, die als Eiweißquelle Soja und nicht etwas arachidonsäurereiche tierische Produkte enthalten. .

Wie Fasten wirkt
Beim Fasten geht innerhalb von zwei Tagen die Eicosanoidsynthese auf rund ein Drittel des Ausgangswertes zurück. Ursächlich dafür könnte ein Abfall des Arachidonsäurespiegels sein. Der Abfall ist ursächlich mit der nicht vorhandenen Arachidonsäurezufuhr über die Nahrung verbunden. In einer Studie konnte bei Fasten sowohl bei den Laborwerten als auch bei den Beschwerden eine deutlich positive Wirkung nachgewiesen werden.

Vitamine und Mineralstoffe bei entzündlichen rheumatischen Erkrankungen
Die Prozesse, die der verstärkten Bildung von Entzündungsvermittlern zugrunde liegt, werden auch durch antioxidative Vitamine und antioxidativ wirkende Enzymsysteme beeinflusst. Zur Bildung dieser Enzyme sind die Spurenelemente Eisen, Zink und Selen nötig. Eine optimale Versorgung des Körpers mit den Vitaminen A, E und C sowie den Spurenelementen Selen

und Zink vermindert die Bildung von Entzündungsmediatoren. Als Folge der chronischen Entzündungen bei entzündlichen rheumatischen Erkrankungen ist der Bedarf an Antioxidantien bei Rheumatikern deutlich höher als bei Gesunden. 50 bis 60 Prozent der Patienten mit chronischer Polyarthritis sind unzureichend mit Vitamin E versorgt. Studien zeigen, daß der gesteigerte Antioxidantienbedarf nicht über die Ernährung gedeckt werden kann. Die Einnahme von Vitamin- und Mineralstoffpräparaten als Arzneimittel ist scheinbar erforderlich. Eine entzündungshemmende Wirkung kommt Vitamin C, Selen und Zink zu.

Vitamin E reiche Lebensmittel

Weizenkeimöl	155,0 mg/100 g	880,0 kcal/100 g
Sonnenblumenöl	61,4 mg/100 g	882,6 kcal/100 g
Pflanzliche Öle Linolsäure 30% - 60%	61,4 mg/100 g	882,6 kcal/100 g
Mayonnaise (R)	52,5 mg/100 g	789,3 kcal/100 g
Distelöl (Safloröl)	43,7 mg/100 g	880,0 kcal/100 g
Sonnenblumenkern frisch	37,2 mg/100 g	574,8 kcal/100 g
Essigmarinade (R)	35,0 mg/100 g	509,9 kcal/100 g
Traubenkernöl	28,8 mg/100 g	880,0 kcal/100 g
Haselnuß frisch	26,1 mg/100 g	636,2 kcal/100 g
Mandel süß frisch	25,9 mg/100 g	569,6 kcal/100 g
Maiskeimöl	25,6 mg/100 g	883,4 kcal/100 g
Palmkernfett	25,6 mg/100 g	878,1 kcal/100 g
Weizen Keim	21,2 mg/100 g	313,8 kcal/100 g
Nuß dragiert	20,9 mg/100 g	590,1 kcal/100 g
Lebertran	20,0 mg/100 g	882,6 kcal/100 g
Rüböl (Rapsöl)	18,2 mg/100 g	875,5 kcal/100 g

Aus den Angaben ergibt sich, dass eine bei Rheuma notwendige Aufnahmemenge von Vitamin E kaum aus Lebensmitteln stammen kann, da damit gleichzeitig extreme Mengen Fett und Kalorien zugeführt würden. Auch die Menge an Linolsäure wäre sicher zu hoch. Vor diesem Hintergrund ist es notwendig Vitamin E über Nahrungsergänzungsmittel oder Medikamente einzunehmen. Aktuelle Studien zeigen aber, dass Vitamin E auch überdosiert werden kann, daher sollten nicht mehr als 400 mg (oder IE) täglich eingenommen werden. Um das Vitamin E selbst vor der Oxidation zu schützen, ist es erforderlich dazu täglich 400 bis 800 mg Vitamin C einzunehmen. Besonders wichtig ist, dass diese Substitution mit guter Bioverfügbarkeit geschieht.

Vitamin E hemmt die Entzündung
Vitamin E könnte auch Rheumavitamin heißen. Aber nur, wenn man die Werbung betrachtet. Die Studienlage zur Wirkung von Vitamin E bei rheumatischen Erkrankungen ist weit weniger deutlich als für Omega-3-Fettsäuren und eine arachidonsäurearme Ernährungsweise. Trotzdem ist Vitamin E wichtig zur Behandlung von Rheuma. Aber nicht bei allen Patienten sind die Effekte gleich. Aber das gilt für alle Formen der Therapie. Vitamin E ist ein fettlösliches Vitamin. Vitamin E aus Nahrungsmitteln ist signifikant wirksamer als synthetisches Vitamin E. Daher sollten Rheumatiker Vitamin-E-Präparate wählen, deren Ursprung natürlich ist. Das Vitamin E dieser Präparate wird aus Nahrungsmitteln gewonnen. Es hemmt die Bildung der Arachidonsäure und die Bildung von Entzündungsmediatoren. Auch wirkt es über andere immunologische Wirkungen der Entzündung entgegen. Bei Rheumatikern sind die Vitamin-E-Plasmaspiegel deutlich (50 - 60 %) verringert. Patienten mit entzündlichen rheumatischen Erkrankungen sind in der Regel unterversorgt mit Vitamin E. In Studien sind mindestens 30 % der Rheumatiker mit chronischer Polyarthritis Vitamin-E-mangelversorgt. Dies begründet den Sinn einer Substitutionstherapie mit Vitamin E in Form

von Medikamenten zusätzlich. Bei entzündlichen Gelenkprozessen entsteht ein lokaler Vitamin-E-Mangel. Der Vitamin-E-Gehalt der Gelenkflüssigkeit weist oftmals drastisch erniedrigte Konzentrationen, etwa um 4/5 vermindert, gegenüber der Konzentration im Blut auf. Und auch diese Konzentration ist im Vergleich zum Gesunden häufig deutlich erniedrigt.

Vitamin E reiche Lebensmittel
100 Gramm/ml Lebensmittel enthalten:

Weizenkeimöl	174,5 mg
Diät-/Reformmargarine	65 mg
Sonnenblumenöl	62,5 mg
Distelöl	44,5 mg
Sonnenblumenkerne	37,8 mg
Maiskeimöl	33,8 mg
Traubenkernöl	31,9 mg
Haselnuß	26,3 mg
Mandel	26,1 mg

> Merke: Rheumatiker benötigen mehr als 33mal soviel Vitamin E wie Gesunde. Um ausreichend Vitamin E aufzunehmen, sollten Rheumatiker vom Arzt Vitamin-E-Präparate verordnet bekommen. Natürliche Vitamin E Quellen sind dabei synthetischem Vitamin E vorzuziehen.

Aus einem Vitamin-E-Mangel resultiert zwangsläufig ein verminderter Schutz gegen den erhöhten oxidativen Stress im entzündeten Gelenk. Dies führt zu einer verstärkten Zerstörung von Zellen und Gewebe (beispielsweise Knorpel). Die zerstörten Zellen und das Gewebe wiederum verursachen eine Zunahme der Entzündung. Ein Teufelskreis beginnt. In einer Vielzahl von wissenschaftlichen Studien zeigte sich, daß unter Vitamin-E-Gabe die Ruhe-, Dauer- und Bewegungsschmerzen zurückgingen, die Beweglichkeit verbessert war, die Griffstärke zunahm, die Morgensteifigkeit abnahm und die schmerzfreie Gehzeit verlängert war. Die in Studien verabreichte Vitamin-E-Dosis lag zwischen 500 und 1200 IE Tag (Alpha-Tocopherol). Die Ergebnisse der Studien waren im allgemeinen positiv. Eine prinzipielle Substituierung von 300 bis 600 IE Alpha-Tocopherol ist notwendig. Bei Arthrosen scheint eine Substitution von 800 bis 1200 IE Alpha-Tocopherol erforderlich und therapeutisch wirksam. Der Autor dieses Beitrages hält im Gleichklang mit vielen renommierten Rheumatologen die tägliche Einnahme von 100 bis 400 mg (IE) Vitamin E für sinnvoll. Aber nur wenn ausreichend Vitamin C aufgenommen wird.

Vitamin C und Vitamin A
Vitamin C schützt Vitamin E vor der Oxidation. Oxidation ist die schädliche Veränderung beispielsweise von Zellen, fettlöslichen Vitaminen oder mehrfach ungesättigte Fettsäuren durch Sauerstoffeinfluß. Das Vitamin C im Zitronensaft beispielsweise hemmt die Oxidation des Apfels. Genau es verhindert das Braunwerden beim Apfel.

Vitamin C reiche Lebensmittel
100 Gramm Lebensmittel enthalten:

Hagebutten-Mark	2060 mg
Johannisbeere schwarz frisch	189 mg
Gemüsepaprika rot frisch	140 mg
Gemüsepaprika grün frisch	139 mg

Fenchel frisch	93 mg
Papaya frisch	82 mg
Blumenkohl frisch	73 mg
Kiwi frisch	71 mg
Erdbeere frisch	65 mg
Kohlrabi frisch	64 mg
Broccoli frisch gegart	61 mg
Blattspinat frisch	52 mg
Orange Fruchtsaft	51 mg
Rosenkohl frisch gegart	50 mg

Täglich sollten über Nahrungsmittel oder Tabletten insgesamt mindestens 200 mg Vitamin C aufgenommen werden. Bei Rheumatikern finden sich häufig erniedrigte Vitamin-A-Spiegel. Eine Vitamin-A-Substitution läßt sich aus den bisher vorliegenden Studien nicht ableiten. Grundsätzlich sollte immer die doppelte Menge von Vitamin C – im Vergleich zu Vitamin E – eingenommen werden, um dieses vor der Oxidation und schädlichen Nebenwirkungen effektiv zu schützen. Die Einnahme von Depotpräparaten, die das Vitamin C nicht sofort freisetzen, ist sinnvoll. Gerade für Vitamin C gilt jedoch, dass natürliche Vitamin-C-Konzentrate wie Hagebutten-Konzentrat (Mark) oder Sanddorn-Saft eine höhere Bioverfügbarkeit aufweisen als Isolate wie sie viele Vitamin-Präparate darstellen.

Vitamin A reiche Lebensmittel
100 Gramm Lebensmittel enthalten:

Kalb Leber gegart	25949 µg
Schwein Leber gegart	20978 µg
Kalbsleberwurst	5355 µg
Aprikose getrocknet	1589 µg
Mohrrübe Karotte frisch	1574 µg
Hühnerei Eigelb	886 µg
Aal frisch Zuschnitt gegart	812 µg
Fenchel frisch	783 µg
Blattspinat frisch	781 µg
Grünkohl frisch gegart	699 µg
Butter	653 µg
Feldsalat frisch	650 µg
Margarine pflanzlich	608 µg
Eisbergsalat frisch	600 µg

Spurenelemente
Kupfer, Selen und Zink sind Bestandteile einer Vielzahl von Enzymen und spielen eine bedeutende Rolle in der Entzündungsabwehr. Oftmals ist bei entzündlichen rheumatischen Erkrankungen der Zink, Selen- und der Kupferspiegel erniedrigt. Im akuten Schub kann Zink in Dosen von 10 bis 20 mg substituiert werden. Die Selenzufuhr (38 bis 47 Mikrogramm) in Deutschland ist relativ gering und liegt deutlich unterhalb der Empfehlung (50 bis 100 Mikrogramm). Bei aktiver rheumatoider Arthritis erscheint eine Selensubstitution von 200 Mikrogramm empfehlenswert. Die Aminosäuren Histidin erhöht die Bioverfügbarkeit von Zink deutlich. Daher sollten Zink-Histidin-Präparate bevorzugt werden.

Selenreiche Lebensmittel
100 Gramm Lebensmittel enthalten:

Bückling	140 mg
Garnele	63 mg
Hering	55 mg
Hummer	130 mg
Sardine	60 mg
Thunfisch	82 mg
Reis	40 mg
Weizenmehl Typ 2000	55 mg
Weizenkeime	110 mg
Steinpilz	184 mg
Bierhefe	90 mg
Erdnuß	40 mg
Kokosnuß	810 mg
Paranuß	100 mg

> Merke: Es ist schwierig, die bei entzündlichen rheumatischen Erkrankungen notwendigen Selenmengen mit der Nahrung aufzunehmen. In vielen Fällen verordnet der Rheumatologe daher ein Selenpräparat.

Zinkreiche Lebensmittel
100 Gramm Lebensmittel enthalten:

Austern	85 mg
Weizenkleie	13,3 mg
Weizenkeime	12 mg
Hefe	8 mg
Sesamsamen	7,8 mg
Kürbiskerne	7 mg
Kakaopulver	5,7 mg
Sojamehl	5,7 mg
Sonnenblumenkerne	5,1 mg

> Merke: Zink ist vorwiegend in tierischen Nahrungsmitteln, insbesondere Fleisch, enthalten. Um ausreichend Zink aufzunehmen, sollten Rheumatiker vom Arzt Zinkpräparate verordnet bekommen. Organische Zinkverbindungen wie Zinkhistidin sind dabei den anorganischen Zinkverbildungen wie Zinksulfat überlegen.

Kupferreiche Lebensmittel
100 Gramm Lebensmittel enthalten:

Hefe	5 mg
Hagebutten-Mark	4,9 mg
Kakaopulver	3,8 mg
Muscheln	3,6 mg
Sonnenblumenkerne	2,3 mg
Cashewnuß	2,2 mg
Weizenkleie	1,5 mg
Kürbiskerne	1,5 mg
Sesamsamen	1,5 mg
Haselnuß	1,3 mg

Sanddornbeeren-Konzentrat	1 mg
Pinienkerne	1 mg
Pistazien	1 mg
Weizenkeime	0,9 mg

Eisen

Unter entzündlichen Erkrankungen, wie Rheuma, ist oftmals der Eisenspiegel im Blut erniedrigt. Das kann zur Blutarmut (Anämie) führen. Eine Substitutionstherapie ist bei entzündlichen rheumatischen Erkrankungen jedoch in der Regel nicht angezeigt. Beim Vorliegen eines nachgewiesenen Eisenmangels durch den Arzt, niedrigem Ferritinspiegel und hohem Transferrin ist ein Ausgleich mit Eisenpräparaten durch den Arzt empfehlenswert. In diesen Fällen ist zusätzlich Kupfer zu verabreichen. Vitamin C erhöht die Bioverfügbarkeit von Eisen deutlich.

> Merke: Da klinische Untersuchungen aus der jüngsten Zeit gezeigt haben, daß eine überhöhte Nahrung oder Arzneimittel das entzündliche Geschehen fördern kann, ist vor der Einnahme von eisenhaltigen Präparaten in jedem Falle der Arzt zu befragen.

Eisenreiche Lebensmittel
100 Gramm Lebensmittel enthalten:

Hefe	20 mg
Kakaopulver	12,5 mg
Kürbiskerne	12,5 mg
Sojamehl	11 mg
Sesamsamen	10 mg
Pinienkerne	9,2 mg
Hirse	9 mg
Leinsamen	8,2 mg
Weizenkeime	7,9 mg
Pfifferlinge	6,5 mg
Sonnenblumenkerne	6,3 mg
Hafer	5,8 mg
Miesmuschel	5,3 mg
Hülsenfrüchte	5 mg

Oxidativer Streß

Der Einsatz von Vitaminpräparaten in der Rheumabehandlung wird immer wieder als sinnvoll diskutiert. Besonders das Vitamin E soll bei Arthritis und Arthrose helfen. Durch den Alterungsprozeß und die Überbeanspruchung verschleißt das Gelenk und wird letztendlich zerstört. Dieser Prozeß wird – so die theoretische Vorstellung - durch energiereiche Moleküle gefördert. Sie entstehen beim Stoffwechselprozeß in der Zelle unter Verbrauch von Sauerstoff. Man vermutet, daß Vitamin E diese aggressiven und schädlichen Stoffe „wegfangen„ kann. Deshalb nennt man die Vitamine E und C sowie den Mineralstoff Selen auch Antioxidantien.

Teufelskreis Oxidation:
- Vitamin E schützt vor der Oxidation der Arachidonsäure zu Entzündungsvermittlern
- Vitamin C regeneriert das oxidierte Vitamin E
- ein selenhaltiger Stoff regeneriert Vitamin C
- ein kupferhaltiger Stoff schützt diesen.

Daher müssen Rheumatiker auf eine optimale Versorgung mit Vitamin E, Vitamin C, Selen und Kupfer achten. Die Eicosanoidbildung ist ein oxidativer Prozeß, den Antioxidantien und Enzyme (beispielsweise Metalloproteine) hemmen können. Oxidativer Streß wirkt sich negativ bei Patienten mit entzündlichen rheumatischen Erkrankungen aus. In einer Studie wurde gezeigt, daß rauchende Polyarthritiker doppelt so oft einen positiven Rheumafaktor und mehr Gelenkdestruktionen aufweisen als Nichtraucher.

Jede Entzündung ist ein sauerstoffverbrauchender Prozeß. Die im Fleisch enthaltene Arachidonsäure kann nur durch Oxidation mit Hilfe von Sauerstoffradikalen in Entzündungsvermittler umgewandelt werden. Antioxidantien (z. B. Vitamin E) sind in der Lage, ungesättigte Fettsäuren vor der Oxidation durch Sauerstoffradikale zu schützen und so die gefährliche Umwandlung der Arachidonsäure in Entzündungsvermittler zu hemmen.

Fischfettsäuren/Fischölkapseln
Fischfettsäuren verdrängen Arachidonsäure aus Phospholipiden. Sie verringern - wie auch Antioxidantien - die Bildung von Eicosanoiden durch Hemmung der Cyclooxygenase und der Lipoxygenase. In klinischen Studien haben sich Fischölfettsäuren als wirksame Therapeutika bei chronischer Polyarthritis erwiesen. Die Wirkung einer arachidonsäurearmen Kost wird durch die gleichzeitige Verabreichung von Fischfettsäuren verstärkt.

Die Dosisempfehlung beträgt 25 bis 35 mg Omega-3-Fettsäuren pro Körperkilogramm Istgewicht (Beispiel: 70 kg schwerer Patient benötigt 1,75 bis 2,45 Gramm Omega-3-Fettsäuren).

Unter einer arachidonsäurearmen Kostform und Verabreichung von Fischölkapseln (Arzneimittelqualität !) kam es in verschieden Studien zu einer Schmerzverminderung, geringerer Morgensteifigkeit der Gelenke, größerer Griffstärke und niedrigerer Zahl schmerzhafter und geschwollener Gelenke. Der Zustand des Patienten bessert sich deutlich und die Medikation kann teilweise vermindert werden. Wir die Kost wieder auf eine herkömmliche Arachidonsäurereiche Kost umgestellt, stellen sich die Symptome wieder ein. Die Ernährungstherapie bei entzündlichen rheumatischen Erkrankungen muß, um erfolgreich sein zu können, dauerhaft eingehalten werden.

Merke: Nur Fischölkapseln, die Arzneitmittelqualität aufweisen, sind zur Behandlung entzündlicher rheumatischer Erkrankung geeignet. Bitte beachten Sie das Haltbarkeitsdatum, um eine optimale Wirkung zur gewährleisten.

Lactovegetabile Kost mit fettarmen Milchprodukten
Patienten mit entzündlichen rheumatischen Erkrankungen können ihre Therapie mit einer laktovegetabilen Ernährung (Milch, Milchprodukte und vegane (= pflanzlich) Nahrungsmittel), die Fisch einschließt und reich an Kalzium, antioxidativen Vitaminen und Omega-3-Fettsäuren ist, aktiv und wirksam unterstützen. Mit einer solchen Ernährung werden dem Körper nur rund 50 mg Arachidonsäure zugeführt, während eine herkömmliche Kost zwischen 200 und 400 mg täglich enthält.

Zusammenfassung
Eine Rheumadiät kann hochwirksam sein. Viele Patienten können das bestätigen. Dafür muss die Rheumadiät aber bestimmte Anforderungen erfüllen und dauerhaft eingehalten werden. Unter einer angepaßten Ernährungstherapie kommt es zur Reduktion der Entzündung bei entzündlichen rheumatischen Erkrankungen. Dies ist insbesondere abhängig von der zugeführten Arachidonsäuremenge. Die entzündungshemmenden Omega-3-Fettsäuren wirken

entzündungshemmend und werden täglich mit Omega-3-Fettsäure-reichen Arzneimitteln substitutiert. Außerdem sollten Vitamin E und Zink aufgenommen werden. Die „Rheuma-Ernährung,, ist vorwiegend eine pflanzliche Kost, die mit fettarmen Milchprodukten, Fisch sowie pflanzlichen Fetten ergänzt wird und arachidonsäurereiche tierische Nahrungsmittel wie Fleisch und Wurst weitgehend ausschließt.

Praktische Hinweise zur Ernährung bei entzündlichen rheumatischen Erkrankungen:

- Arachidonsäurearme Kost heißt wenig Fleisch und Fleischwaren
- Omega 3 fettsäurereiche Ernährung heißt öfter Fischmahlzeiten
- Täglich maritime Omega-3-Fettsäuren (Fischölkapseln aus der Apotheke)
- Pflanzliche Lebensmittel bevorzugen, denn sie enthalten keine Arachidonsäure, aber reichlich Vitamine und Mineralstoffe
- Vollkornprodukte und Hülsenfrüchte decken den Eisen- und Selenbedarf
- Ausschließlich pflanzliche Fette, denn sie enthalten viel Vitamin E und keine Arachidonsäure
- Koch- und Streichfett als Sojaöl, Rapsöl und daraus hergestellten Margarinen (Vitamin E reich)
- Täglich fettarme Milchprodukte, denn sie enthalten reichlich Calcium und beugen bei Cortisontherapie Osteoporose vor. Rheumatiker benötigen täglich 1000 mg Calcium.

Hinweise zur Substitutionstherapie von Vitaminen, Mineralstoffen und Omega-3-Fettsäuren mit durch den Arzt verordneten Präparaten:

- Substitutionstherapie von Vitamin C(200 bis 800 mg Ascorbinsäure)
- Substitutionstherapie von Vitamin E (100 bis 400 IE Alpha Tocopherol)
- Substitutionstherapie von Omega-3-Fettsäuren (25 bis 35 mg/Körperkilogramm Istgewicht)
- Substitutionstherapie von Zink (30 mg Zinkhistidin)
- Substitutionstherapie von Selen (200 Mikrogramm Selen täglich)

> Merke: Um den therapeutischen Effekt der Substitutionstherapie bei der chronischen entzündlichen Polyarthritis ist eine lebenslange Einnahme erforderlich.

Literatur:
Rheuma Ampel, Trias Verlag, 2011
Ernährungsratgeber Rheuma, Schlütersche Verlagsgesellschaft, 2009
Diätetik und Ernährungsberatung, Haug Verlag, 2011
Das Kalorien-Nährwert-Lexikon, Schlütersche Verlagsgesellschaft, 2006

Autor:
Sven-David Müller, M.Sc., Diätologe, Diabetesberater DDG, Zentrum und Praxis für Ernährungskommunikation, Diätberatung und Gesundheitspublizistik (ZEK), Haddamshäuser Weg 4a, 35096 Weimar an der Lahn, www.svendavidmueller.de

Autor: Sven-David Müller hat nutrive Medizin studiert und sein Studium als Master of Science (M.Sc.) in Applied Nutritional Medicine (Angewandte Ernährungsmedizin) abgeschlossen. Er ist Diätologe und Diabetesberater. Im Alter von 6 Jahren erkrankte er an Diabetes mellitus und dieses Ereignis prägte seinen Berufsweg. Im Jahr 2005 verlieh im der damalige Bundespräsident Horst Köhler das Bundesverdienstkreuz. Er ist Vorstandsvorsitzender des Deutschen Kompetenzzentrum Gesundheitsförderung und Diätetik.

Sven-David Müller ist verheiratet und lebt in Weimar an der Lahn. Zusammen mit Professor Hademar Bankhofer moderiert er das Gesundheitsmagazin „Gut geht´s" bei Sachsen-Fernsehen in Leipzig.

Autor: Sven-David Müller hat nutrive Medizin studiert und sein Studium als Master of Science (M.Sc.) in Applied Nutritional Medicine (Angewandte Ernährungsmedizin) abgeschlossen. Er ist Diätologe und Diabetesberater. Im Alter von 6 Jahren erkrankte er an Diabetes mellitus und dieses Ereignis prägte seinen Berufsweg. Im Jahr 2005 verlieh im der damalige Bundespräsident Horst Köhler das Bundesverdienstkreuz. Er ist Vorstandsvorsitzender des Deutschen Kompetenzzentrum Gesundheitsförderung und Diätetik. Sven-David Müller ist verheiratet und lebt in Weimar an der Lahn. Zusammen mit Professor Hademar Bankhofer moderiert er das Gesundheitsmagazin „Gut geht´s" bei Sachsen-Fernsehen in Leipzig.